Docteur J. DE COSTE

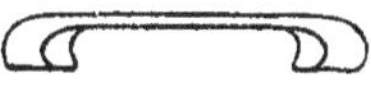

CONTRIBUTION A L'ÉTUDE

DES

Arthropathies Hémophiliques

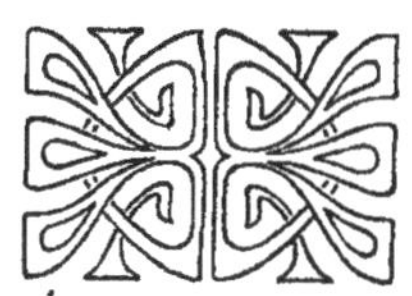

TOULOUSE

CH. DIRION, LIBRAIRE-ÉDITEUR

22, rue de Metz et rue des Marchands, 33

—

1914

Docteur J. DE COSTE

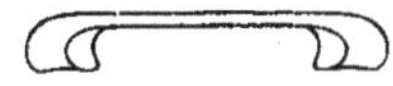

CONTRIBUTION A L'ÉTUDE

DES

Arthropathies Hémophiliques

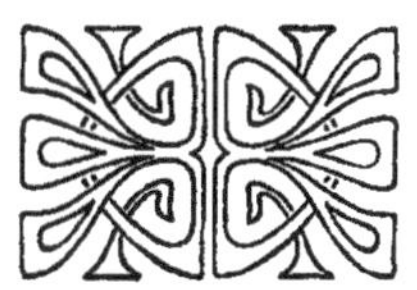

TOULOUSE

CH. DIRION, LIBRAIRE-ÉDITEUR

22, rue de Metz et rue des Marchands, 33

—

1914

128

T d

573

INTRODUCTION

BIBLIOTHÈQUE NATIONALE — R.F. — IMPRIMÉS

Le sujet qui fait l'objet de notre thèse inaugurale a été traité par divers auteurs. Mais depuis quelque temps des données nouvelles sont venues compléter ce qu'on avait déjà, dit tant au point de vue de la pathogénie que du traitement, et nous avons cru bon de les rassembler et de les classer dans ce modeste travail. C'est, en somme, une mise au point que nous nous sommes proposé de faire.

Et maintenant que sont finies nos études médicales, nous sommes heureux de remercier ici tous nos maîtres, de la Faculté et des Hôpitaux, pour les bons enseignements qu'ils nous ont donné.

Que M. le docteur Voivenel, qui guida nos premiers pas dans ces études et qui se montra toujours plein de dévouement pour nous, reçoive notre bien vive reconnaissance.

Nous sommes également heureux d'adresser l'expression de notre profonde gratitude à M. le docteur Fadeuilhe, médecin-major de 1re classe, pour toute la bienveillance qu'il nous a montré et les bons conseils qu'il n'a cessé de nous prodiguer pendant notre première année de service militaire.

Nous ne pouvons oublier la sympathie toute particulière dont nous entoura M. le médecin-major de 1re classe Lafforgue, de l'Hospice Mixte de Montauban, et les bons enseignements qu'il a bien voulu nous donner pendant l'année que nous avons passé près de lui; qu'il reçoive ici l'hommage de nos meilleurs remerciements.

Nous prions, enfin, M. le professeur Mériel d'agréer nos plus respectueux remerciements pour l'honneur qu'il veut bien nous faire en acceptant la présidence de cette thèse.

HISTORIQUE

L'existence des arthropathies hémophiliques, a été déjà signalé depuis plus d'un siècle par Legg citant un passage des commentaires d'Heberden.

.....(*Simul cum his maculis vidi tumores in artubus inférioribus oriri ejusdem coloris ac reliquœ culis et sine dolore nisi cum membrum moveretur*).....

A l'étranger beaucoup d'auteurs ont mentionné ces arthropathies en parlant de l'hémophilie ; mais c'est surtout Lebert en 1837, dans son mémoire qui en a donné des explications un peu plus précises. Il est frappé de la fréquente coïncidence « des douleurs rhumatismales » avec la diathèse hémorragique. L'année d'après Dubois de Neufchatel publia « un fait très remarquable » auquel il donna le nom d'hémorraphilie. Ce sont, dit-il, « des inflammations d'articulations causées probablement par un épanchement sanguin dans l'intérieur et autour de la capsule articulaire ».

En 1841, Tardieu publia une très intéressante observations d'arthropathie chez un hémophile et fit une étude assez complète de la question. Son malade avait présenté plusieurs hématomes spontanés des cuisses se résorbant d'eux-mêmes ainsi que des gonflements

articulaires douloureux et disparaissant en quelques
jours.

En 1855, Grandidier de Cassel fit une étude d'en-
semble de cette même question. En France, Scheff la
reprit la même année et Fritz, dix ans plus tard publia
sur ce sujet un article dans les *Archives médicales*. Il
est question dans leurs observations, et, de tumeurs
sanguines volumineuses, douloureuses, provoquant
parfois des ecchymoses considérables, siégeant au niveau du thorax ou des membres ; et d'arthropathies,
provoquées d'après-eux, par des hémorragies se produisant en pleine articulation.

Dans sa thèse, en 1863, Girardeau cite le cas d'un
petit enfant de 15 mois qui présenta plusieurs fois de
suite à la fesse une tumeur dure et noire, ayant ap-
parue spontanément et qui ponctionnée donna chaque
fois issue à une grande quantité de sang.

Quelques années après, en 1871, le professeur Poncet
constata chez une de ses malades âgée de 16 ans, des
manifestations articulaires localisées principalement
au genou droit apparaissant et disparaissant spontanément, et qu'il rattacha à l'hémophilie.

Cependant tous les cliniciens ne partagent pas ces
idées ; et en 1876 Cadet de Gassicourt, dans une clinique, sur un cas d'hémophilie, nie complètement ces
arthropathies et les rattache à du rhumatisme pseudo-
infectieux.

A l'encontre de ces idées, Potain admet l'existence
de ces arthropathies. En 1879, à l'occasion d'une obser-

vation intéressante qui fit le sujet d'une de ces leçons cliniques il rattache les manifestations articulaires à du rhumatisme infectieux ; et se demande si l'hémophilie ne serait pas une manifestation de l'arthritisme.

Plus près de nous, en 1890, Bowlby rapporte trois faits d'arthropathies hémophiliques, avec des attitudes vicieuses, gonflement de la synoviale, déformations, en particulier dans un cas où il y avait un vaste épanchement intra-articulaire.

Un an après, en 1891, Kœnig fait une leçon particulièrement intéressante sur le même sujet.

En 1895, Rochet, de Lyon, inspire à Gayet son travail sur ces arthropathies qu'il publia dans *La Gazette hebdomadaire*. Puis successivement ce sont : la thèse de Meynet en France en 1896 ; celle de Rosner, de Hirsh en Allemagne, ainsi que l'article de Litten et celui de Ligorio en Italie parus la même année. Enfin, en 1898 Sabrazes et Cabannes font faire les premières radiographies de ces arthropathies, et exposent cette nouvelle méthode d'investigation clinique dans un article dont Thiéaud s'inspire pour sa thèse.

Gocht, en 1899, en Allemagne, publie lui aussi plusieurs observations avec des radiographies et s'occupe du traitement des déformations articulaires.

Nové-Josserand nous rapporte encore une observation qui sert de base à la revue de Piollet. Nous pouvons encore citer les cas de Percy Kidd, de Hibbs, de Tilman ; l'important travail de Manteifel, de Saint-Pétersbourg. Hayem, dans son livre sur le sang, publie les observations rapportées par Jalaguier et Kirmisson. Enfin nous avons encore la thèse de Launay en 1899 ; celle très complète de Donmartin en 1903, l'article de Pierre Cruet dans la *Presse Médicale* du 9 septembre 1908, et celui de Fouchet dans le *Journal des Praticiens*, 16 mars 1912, p. 166 ; et deux autres observations publiées par Niosi dans *Clinica chirurgica*, (août 1913), rapporté par P. Fredet, dans le *Journal de Chirurgie*, t. II, n° 5, nov. 1913, p. 590. Nous joindrons à ces indications bibliographiques celle de l'observation principale de cette thèse, due à notre maître, M. le professeur Mériel, *Société de chirurgie de Toulouse*, mars 1912, et *Archives Médicales de Toulouse*, avril 1912. Cette observation a été le point de départ de notre travail.

ÉTIOLOGIE

Nous avons à envisager d'abord l'étiologie de la diathèse hémophilique, ensuite celle de l'arthropathie hémophilique.

Les données étiologiques de la diathèse elle-même sont déjà connues depuis longtemps. Tous les auteurs admettent son caractère héréditaire et familial et sa répartition géographique.

Sa transmission est quelquefois directe, d'autres fois elle saute une génération, mais c'est surtout par les femmes qu'elle se propage. Celles-ci, d'après Grandidier, seraient « de bons conducteurs de la diathèse ». Les garçons sont le plus atteints et surtout entre un et vingt-deux ans. (Statistique de Grandidier et thèses de Launay et Donmartin.) Les émotions morales vives provoquant un ébranlement du système nerveux ont aussi une grande influence, toutefois elle peut être acquise. (Cas de Hayen, Soc. méd. des hôpitaux, 22 novembre 1889.)

« Il faut bien que la lésion commence. » (O. Delbet et Schwartz.) Les sujets lymphatiques y seraient plus prédisposés.

Grandidier et Tardieu incriminent l'action du froid

et de l'humidité ; Meynet celle de la chaleur, et Gintrac celle des névroses convulsives (histérie, épilepsie).

Cette affection est également plus commune dans les pays septentrionaux. La proportion s'élève à 48 % en Allemagne, 18 % en Angleterre, 9 % en Suisse et 8,5 % en France, d'après Piollet. Le docteur Vieli l'a trouvé à l'état endémique dans un village des Alpes. (*J. de Méd. et de Chir. pratique*, 1846.) Les Juifs présenteraient une grande réceptivité pour cette maladie.

Les conditions étiologiques de ces arthropathies sont encore assez obscures .On trouve bien souvent une hérédité hémophilique chez des sujets porteurs de ces lésions, mais les parents ne présentent pas de manifestations articulaires de la diathèse. Elles sont cependant plus fréquentes chez les garçons que chez les filles. Parmi les 11 observations relevées dans les thèses de Launay et de Donmartin, les 2 cas de Miosi et le nôtre, 13 se sont produites chez des garçons et une seulement chez une fille. Certains ont des antécédents héréditaires hémophiliques, d'autres n'en ont pas. Enfin, les observations d'arthropathies que nous possédons ont presque toutes été relevées en France. Il serait intéressant de connaître que devient cette même proportion dans les autres pays. Les documents que nous possédons ne disent rien à ce sujet.

Cependant, nous possédons deux observations publiées par Niosi, en Italie, dans *Clinica chirurgica*, 31 août 1913, mais pas de statistiques.

L'étude des causes occasionnelles de cette affection

se résume à très peu : ce sont d'abord et surtout le traumatisme. Tantôt ce serait un choc violent qui provoquerait l'hémorragie, tantôt une chute légère ou une fatigue produite par la marche.

Gayet avait remarqué que c'était précisément aux alentours des articulations malades, sujettes aux palpations prolongées que se produisaient ces hémorragies.

Cependant, dans la grande majorité des cas, bien que le malade veuille toujours imputer au traumatisme l'origine de son affection, il est assez rare de le trouver d'une façon bien précise au début. Presque tous les auteurs admettent la spontanéité de ces accidents et les observations puisées dans les thèses de Launay et Donmartin viennent corroborer ces données. Nous nous rangerons également à l'avis de tous ces auteurs, bien que dans le cas que nous publions, le petit malade ait accusé une chute légère sur le genou. Parmi les articulations, les grandes sont le plus souvent atteintes ; par ordre de fréquence viennent . le genou, le cou de pied, le coude, la hanche et l'épaule. Les autres, celles des doigts et des orteils, ne sont qu'exceptionnellement intéressées.

Niort, sur 82 cas, a trouvé :

32 fois genou.

16 fois coudes.

12 fois cou de pied.

5 fois hanche.

5 fois épaules.

5 fois poignets.

2 fois doigts.

2 fois orteils.

Cependant, on pourrait peut-être admettre un lieu de moindre résistance articulaire dépendant par exemple d'atteintes rhumatismales antérieures.

Gilbert, lui, admet que ces hémorragies sont préparées par un terrain cholémique. Nous reparlerons de cette idée dans le chapitre de la Pathogénie.

PATHOGENIE

Ces arthropathies étant une manifestation de la diathèse hémophilique, nous ne pouvons parler de leur pathogénie sans nous occuper un peu de celle de la dyscrasie elle-même.

Les théories invoquées pour expliquer les manifestations de cette affection sont nombreuses. « Les diverses théories microbiennes nerveuses et cardiaques ne peuvent guère s'appliquer à l'hémophilie héréditaire », prétend Gutmann dans un article paru dans la *Gazette des Hôpitaux* le 23 mars 1912. Il n'en est pas de même pour les théories vasculaires et sanguines.

1° *Théorie vasculaire.*

Les hémorragies seraient dues à une malformation congénitale des parois vasculaires des petits vaisseaux (artérioles en particulier) dont la tunique moyenne serait très amincie ou même absente.

2° *Théorie neuvro-vasculaire.*

C'est celle de Legg, Grandidier et Wichham. Pour eux aux lésions précédentes s'ajoutent des troubles du système nerveux vaso-moteur dont l'action anihilée, entraîne la paralysie des petits vaisseaux. Ces derniers subiraient aussi une diminution de leur résistance et

BIBLIOTHÈQUE NATIONALE R.F. IMPRIMÉS

DE COSTE — 2

se rompraient sous l'action de la pression sanguine,

3° *Théorie nerveuse.*

Pour Lanceraux ces phénomènes auraient une origine purement nerveuse. Il invoque certains troubles précédent l'hémorragie ; comme les bouffées de chaleur, les palpitations, les vertiges.

4° *Théories sanguines.*

OErtel croit le sang plus liquide par hydrémie. Senator le premier pense à un vice de coagulation. Shali apporte les données suivantes. Chez les hémophiles les diverses propriétées du sang telles que :

Pression.

Morphologie.

Teneur aqueuse du sérum.

Pression osmotique.

Alcalinité,

ne subissent pas de troubles. Les phénomènes de coagulation sont seuls changés et on constate que :

(a) entre les hémorragies la fibrine est normale mais qu'elle subit un retard dans sa formation.

(b) Pendant les hémorragies la coagulation se fait dans le temps normal et parfois avec avance : Ce phénomène serait un mode de réaction de défense de l'organisme. Dans le premier, ce retard serait dû à un manque de production au niveau de la plaie par les paroies vasculaires des éléments formant le fibrinferment.

Pour Weil, Gilbert, la coagulation serait particulière ; ce serait une « coagulation plasmatique » (Weil).

Elle commence par une précipitation des éléments figurés qui se déposent les premiers dans le plasma encore fluide et tombent au fond du vase. Il surnage la partie plasmatique, jaunâtre par où commence la gélification. Ce serait aussi l'avis de Gutmann. Le caillot une fois formé est rétractile. Ce retard de la coagulation serait plus marqué en dehors des hémorragies.

Weill reconnait deux sortes d'hémophilie et en donne les caractères distinctifs suivants (*Soc. Méd. des Hôpitaux*, nov. 1906 :

Hémophilie sporadique

a) Fluidité augmentée.

b) Retard de la coagulation de 75 minutes.

c) Retraction normale du caillot.

d) Caillot solide.

e) Coagulation rendue normale par adjonction de sérum frais.

f) Guérison par injonction intra-veineuse de sérum frais.

g) Le sérum d'un hémophile ne retarde pas la coagulation d'un sang normal (neutre).

Hémophilie familiale

a) Viscocité augmentée.

b) Retard de la coagulation de deux heures et quart à neuf heures.

c) Rétraction moindre du caillot.

d) Caillot mou.

e) Coagulation accélérée, mais non rendu normale par adjonction de sérum frais.

f) Amélioration mais non guérison par adjonction intra-veineuse de sérum frais.

g) Sérum d'un hémophile retarde la coagulation du sang normal de vingt-deux minutes à une heure et demie (nocif).

Nolf et Herry ont cherché à expliquer ces faits par l'absence des substances qui président à la coagulation du sang.

Ils ont vu que dans la coagulation normale le fibrinogéne et le thrombogène s'unissent à la thrombozyme sous l'influence des agents thromboblastiques qui sont les paroies du vase ou les lèvres de la plaie.

Les deux premières substances sont formées dans le foie, l'autre est un produit de sécrétion des globules blancs et des cellules endothéliales des vaisseaux.

Il n'est donc pas étonnant de trouver des manifestations hémophiliques chez des sujets atteints de lésion du foie. Cette théorie expliquerait aussi le caractère familial de cette affection. Aussi pour ces auteurs « même certains nombre de cas qualifiés autrefois d'hémophilie seraient mieux désignés désormais sous le nom de cholémie familiale, à forme hémorragique ».

Ceci permet à Gutmann de rapprocher de l'hémophilie les faciles hémorragies des cholémiques et plus généralement, la moindre coagulabilité du sang chez les hépathiques, faits bien connus des chirurgiens.

(Gutmann, d'après Gilbert et Lereboullet, 1912, p. 5o5).

C'est aussi l'avis de Gilbert et Weinberg, de Doyon et de Quénu.

Il y a de plus insuffisance de la thrombozyme et le retard de la coagulation serait dû à une insuffisance fonctionnelle de ses éléments formateurs. Pour ces auteurs donc : l'hémophilie serait le syndrome d'insuffisance des cellules à thrombozyme (plaquettes, leucocytes) d'une part ; endothélium vasculaires d'autre part éléments en apparence très distincte mais que relie une commune origine embryogénique.

Ce dernier point pourrait servir de rapprochement entre les théories vasculaires et les théories sanguines.

Donc, insuffisance fonctionnelle du foie, insuffisance des cellules à thrombozyme (plaquettes leucocytes et endothélium vasculaires) ; associées ou séparées résument les dernières données pathogéniques sur la diathèse hémophilique.

Quant aux manifestations articulaires elles peuvent être dues ; soit à une congestion exagérée chez les hémophiles des cartilages articulaires (ce qui expliquerait la fréquence de ces accidents chez des sujets en période de croissance) ; soit à une poussée rhumatismale qui créerait sur le terrain hémophilique un lieu de moindre résistance où se localiserait le processus hémorragique.

ANATOMIE PATHOLOGIQUE

Nous devons envisager les lésions anatomiques des arthropathies hémophiliques aux diverses périodes d'évolution de la maladie. Plusieurs auteurs s'en sont occupés, en particulier Manteifel, Tillaux, Sabrazès et Cabannes. Nous nous inspirerons de ces auteurs, ainsi que des renseignements que nous fournit Niort dans sa thèse de Paris, 1903, et de ceux que nous avons retirés de l'observation que nous publions.

A la première période, celle de l'hémarthrose, il n'y a rien de bien particulier. Les cartilages articulaires et les surfaces osseuses sont intactes. On trouve du sang noirâtre dans la synoviale articulaire qui est congestionnée légèrement et tapissée de fibrine. Elle est imprégnée de pigments sanguins ; Tillaux aurait trouvé à cette période de nombreux corps étrangers articulaires libres. Ces désordres répondraient à l'hémarthrose simple et à l'hémarthrose bénigne non douloureux de la division de P. Cruet.

A un degré un peu plus avancé, celui qui correspond à l'hémarthrite grave douloureuse, la quantité de liquide intra-articulaire est plus considérable ; la synoviale présente un épaississement et un dépoli assez accentué pour permettre à la palpation et à la mobilisation de l'article une sensation de frottement. Les ligaments sont très distendus. Cependant, on n'observe rien d'anormal du côté des surfaces osseuses. C'est cette forme que nous avons observée chez notre petit malade.

Enfin, lorsqu'on se trouve en présence d'une *hémartrose chronique récidivante*, les lésions sont plus étendues et plus accusées.

Sous l'influence des hémorragies fréquemment répétées, les cartilages s'ulcèrent et se détruisent ; la capsule s'épaissit de plus en plus, des masses fibrineuses se déposent dans la cavité articulaire et l'oblitèrent. Les extrémités osseuses s'atrophient quelquefois ; elles chevauchent alors ou bien il se fait aussi (rarement) comme nous l'avons dit, une ankylose en mauvaise position.

Chavers et Spéroni ont trouvé, dans un cas, des hémorragies de l'épiphyse articulaire. Niort, dans sa thèse, cite le cas de M. Le Dentu, où il n'y avait ni lésion des cartilages articulaires, ni d'atrophie des extrémités osseuses au moment où le malade sortit de l'hôpital (1902). Mauclaire revit le même malade en 1905 et trouva une dislocation du genou.

Quelques auteurs ont trouvé des petites jetées osseuses péri-articulaires (myosite ossifiante). (Cas de Brocca.)

SYMPTOMES

Le tableau clinique des manifestations articulaires de l'hémophilie peut se résumer en trois mots : Hémarthrose, hémarthrite, hémarthropatie. Nous ferons remarquer que ce tableau est loin d'être toujours au complet et que les accidents du début représentent souvent toute l'affection.

Kœnig le premier, en 1871, décrit ces trois phases de l'arthropathie hémophilique :

1° Une phase d'hémarthrose simple ;

2° Une phase d'arthrite chronique, caractérisée par une répétition incessante de l'hémorragie intra-articulaire, amenant des altérations de tous les éléments ;

3° Une phase d'ankylose en position vicieuse, conséquence des lésions dont nous venons de parler.

Après lui Meynet, en France, décrit également ces trois formes :

1° Hémarthrose simple ;

2° Arthrite subaiguë ou pseudo-tumeur blanche hémophilique ;

3° L'ankylose.

Pierre Cruet, dans un article paru dans la *Presse Médicale* en septembre 1908, prétend que dans la plupart des cas, les arthropathies en restent à la première forme, c'est-à-dire à l'hémarthrose simple et que la *Restitutio ad integrum* est le plus souvent la règle. De plus, il prétend avec raison qu'on doit tenir compte d'un facteur important, c'est la cause provocatrice, et il propose la division suivante :

1° Arthropathies hémophiliques spontanées ;

2° Arthropathies hémophiliques provoquées.

Les premières sont les véritables arthropathies hémophiliques dont nous avons à nous occuper. Cette forme, d'après tous les auteurs, apparaît surtout entre 3 et 10 ans, cesse à la puberté, mais revient presque tous les mois chez les grands hémophiles.

Pour chaque malade, la diathèse semble affectionner une certaine articulation, ce qui fait dire à Cruet que chaque hémophile a son articulation faible.

Ces manifestations articulaires se présentent sous quatre formes :

1° Hémarthroses légères (véritable poussée congestive articulaire) ;

2° Hémarthrose bénigne non douloureuse ;

3° Hémarthrose grave douloureuse ;

4° Hémarthrite chronique récidivante.

1° Hémarthrose légère

Cette variété se localise surtout aux articulations actives : genou, coude, poignet, et se caractérise par un léger gonflement, une douleur légère. Elle ne gêne pas trop les mouvements. On ne note ni élévation de

la température locale, ni aucune autre réaction générale. Quelques jours suffisent avec un peu de repos
pour tout faire rentrer dans l'ordre.

C'est en somme une simple poussée congestive articulaire.

2° Hémarthrose bénigne non douloureuse

Cette forme est la suite de la précédente. L'épanchement est plus considérable. Il se traduit par de la rougeur de la peau, un plus grand gonflement de l'articulation et une impotence fonctionnelle plus grande.
On peut observer une légère élévation de la température. En huit jours, tous les phénomènes rétrocèdent
sans laisser aucune trace.

3° Hémarthrose grave douloureuse

En quelques heures l'épanchement se trouve consti-
tué. Ici, les phénomènes tant généraux que locaux
sont plus marqués. La tuméfaction et la rougeur de
l'articulation sont plus accusés ; les téguments sont
plus distendus et le malade ressent une douleur constante très vive. Cette douleur est réveillée par la pression et le moindre mouvement.

Du reste, l'impotence fonctionnelle est complète.
L'organisme réagit, le malade fait de la température,
présente de l'insomnie et l'anorexie. L'articulation est
en demi-flexion : on constate de l'atrophie musculaire
et quelquefois de l'anesthésie le long des nerfs comprimés.

La phase aiguë dure de huit à quinze jours, puis les phénomènes régressent et la guérison s'effectue dans les vingt jours suivants. Celle-ci n'est pas toujours complète ; il n'est pas rare de constater après la ré-sorption de l'épanchement, soit une légère athrophie musculaire, soit de l'anesthésie sur le trajet des nerfs. Cette variété crée sur l'articulation atteinte un lieu de moindre résistance et presque toujours les nouveaux épanchements se reproduisent sur elle.

Un type d'athropathie hémophilique grave doulou-reuse est celle de la hanche que Cruet décrit dans son article.

Survenue sans traumatisme ou à la suite d'un mi-nime effort, son début est insidieux. Le malade ressent de la gêne à la marche, puis de la douleur. On constate de l'anesthésie de la zône d'innervation du crural, par-tielle et bientôt complète. La parésie du quadriceps fait aussi son apparition. A la période d'état, l'impo-tence fonctionnelle est absolue et tient : 1° A la dou-leur intense provoquée par l'hémarthrose ; 2° à la para-lysie du quadriceps. On ne constate que peu ou pas de fièvre. Au bout de quinze jours, les phénomènes ré-gressent, mais il reste de l'atrophie paralytique per-sistante du quadriceps. Les arthropathies provoquées par un violent traumatisme présentent les caractères différents suivants :

Arthropathies hémophiliques spontanées

Pas de traumatisme.

Apparition tardive, 5 à 6 jours.

Hémarthrose d'intensité moyenne.

Période aiguë durant 8 à 15 jours.

Restitutio ad integrum est la règle.

Arthropathies hémophiliques provoquées

Traumatisme grave.

Apparition immédiate.

Hémarthrose considérable.

Durée, 15 à 18 jours.

Pseudo-ankylose avec persistance de mouvements peu étendus.

4° HÉMARTHRITE CHRONIQUE RÉCIDIVANTE

Ses caractères principaux sont :

1° Des récidives survenant tous les mois ou deux fois par mois (à époques fixes) ;

2° Une grande fragilité articulaire ;

3° Un empâtement plus ou moins grand des culs-de-sac synoviaux ;

4° La limitation des mouvements ;

5° L'athrophie musculaire.

Cette forme aurait pour conséquence l'ankylose, mais cette évolution est discutable et nous pensons, avec Broca, qu'il n'y a pas lieu de l'admettre.

Voici du reste ce qu'écrit Broca :

« Les altérations osseuses ou autres n'ont rien à voir
« avec l'ankylose osseuse, bien au contraire, et celle-ci
« n'a en somme, été prouvé ni autrefois par des pièces,
« ni de nos jours par la radiographie. L'ankylose est
« péri-articulaire, musculo-tendineuse simplement.
« L'articulation peut perdre ses mouvements, mais
« par la raideur simple, par dépoli des cartilages, par
« induration fibreuse. »

Cruet ne fait que la mentionner, et dans les observations que nous publions, nous ne l'avons jamais
trouvée. Cependant, nous en reparlerons dans les cha-
pitres qui vont suivre, au cas où elle pourrait par
hasard se rencontrer.

Nous terminerons par l'étude de la radiographie
des arthropathies. Cette étude nous donne de précieux
renseignements et a une valeur diagnostique très
grande. Elle nous renseigne sur l'état véritable de l'articulation, tant au point de vue de la capsule articulaire que des ligaments et des surfaces osseuses.

Voici les résultats radiographiques que nous avons
puisé chez Sabrazès et Cabannes dans deux articles
parus dans la *Gazette Heb. des Sciences méd.*, Bordeaux, 16 octobre 1898 :

A *la première période* rien d'anormal du côté des
extrémités osseuses. Dans la cavité articulaire une ombre comblant la région comprise entre la rotule, les
condyles et les plateaux du tibia.

A *la deuxième période*, mêmes signes. L'ombre articulaire se fonce dans l'angle rotulo-condylien, puis

forme une bande noire qui accompagne sur une étendue de 2 centimètres et demi la courbe condylienne à
laquelle elle reste accollée.

A la troisième période, rien d'anormal du côté des
surfaces osseuses. Une ombre au niveau de la synoviale
qui se trouve épaissie.

DIAGNOSTIC

Il est rare que le diagnostic d'arthropathie hémophilique soit posé d'emblée.

Cependant la connaissance de la diathèse est un point capital surtout en vue du traitement. En effet, la mort survient souvent après les interventions chirurgicales basées sur un diagnostic erroné.

Poncet vit, en 1871, succomber son malade après des applications de pointes de feu.

Tout le monde s'y est trompé et beaucoup encore commettront cette même erreur.

« La fréquence de nos fautes, écrit Broca, vient de ce que ces arthropathies hémophiliques n'ont pas des caractères absolument spécifiques. On ne reconnaîtra l'hémophilie que lorsqu'on y songera et ce sera souvent le hasard qui nous faisant connaître l'affection causale nous mettra à l'abri des erreurs que les chirurgiens n'ont pas su éviter. »

Kœnig s'y est trompé deux fois et deux fois la mort s'en suivit. Chez le malade de Tardieu on a posé 7 fois le diagnostic de rhumatisme, 5 fois celui d'arthrites et 3 fois celui de contusions. Chez celui de Launay le professeur Picqué pensait à un abcès d'origine ostéo-myelitique, puis à un abcès froid. Dans ses trois observations Gayet pensa pour la première, au rhumatisme ; pour la deuxième, à un phlegmon diffus, et pour la troisième, à une tumeur blanche.

Enfin, pour notre malade on posa aussi le diagnostic de tumeur blanche et ce fut seulement sur la persistance de l'hémorragie, après l'analyse du sang et la radiographie, que l'on diagnostica la nature hémophilique de la lésion. Ce n'est que dans le cas d'hémophilie héréditaire que l'on pensera tout de suite à la véritable cause de l'affection.

Avec Broca nous enisagerons trois cas, on peut se trouver en présence soit :

1° D'un hémophilique avéré ;

2° D'un sujet présentant une arthrite en même temps que des symptômes hémorragiques.

3° D'un sujet porteur seulement d'une arthropathie.

1° Si le sujet auprès duquel on est appelé est un hémophilique avéré le diagnostic sera facile. Nous trouerons dans ce cas : des manifestations de la diathèse hémophilique parmi ses antécédents héréditaires et ses antécédents personnels. Le malade avouera que ses plaies les plus superficielles saignent avec grande abondance, que le moindre traumatisme provoque chez lui des ecchymoses ; ou bien qu'une avulsion dentaire a été la cause d'une hémorragie incoercible. Ces faits l'auront frappé et il nous mettra sur le chemin du vrai diagnostic.

2° On peut aussi se trouver en présence d'une ar-

thrite survenue brusquement en même temps que se
sont produites d'autres manifestations hémorragiques.
On peut alors penser aux différentes maladies hémorragiques.

1° *Au Scorbut* qui se produit dans des conditions
hygiéniques particulières, longues traversées, villes
assiégées, etc.).

Il débute par une anémie progressive, une perte de
forces et un teint qui devient peu à peu livide et ci-
reux. Puis viennent les hémorragies gingivales ; les
infiltrations sanguines de la peau ; et les ulcères. Dans
l'hémophilie il n'y a jamais un début analogue, l'anémie ne vient qu'après la répétition des hémorragies.

2° *Au rhumatisme infectieux, avec purpura ;* mais
alors on a un état général très grave, une température
très élevée ; chose très rare dans l'hémophilie.

3° Si, au contraire, l'harthropathie est la seule manifestation on pourra songer à toutes les maladies qui
se localisent dans les articulations. Nous allons envisager successivement les arthropathies hémophiliques
à leurs différentes périodes et après un court exposé de
leurs principaux symptômes nous ferons le diagnostic
différentiel.

Rappelons tout d'abord les symptômes de l'héma-
those simple.

Ce sont de la gêne et de la douleur dans les mouvements ; ainsi que du gonflement dans l'articulation.
On peut encore trouver de la rougeur de la peau, un
peu de rénitence des culs de sac, et même une légère

élévation de la température, si l'hémorragie est abondante. Il n'y a pas de choc rotulien.

Parmi les affections qu'on peut confondre à cette période avec les arthropathies hémophiliques il en est de provoquées, d'autres de spontanées. Parmi les premières, il faut tout de suite penser :

A) *Lhydarthrose simple* qui présente à peu près les mêmes symptômes. Mais si une ponction exploratrice est faite avec une aiguillle de Pravaz le diagnostic se fera facilement.

Si on retire du sang il peut venir :

B) *D'une rupture des ligements par entorse du genou.* Dans ce cas il s'est produit un choc sur le genou où le malade a fait un faux pas. Les douleurs sont très violentes ; la jambe se trouve fléchie sur la cuisse à 45° reposant sur le lit par la face externe. (Attitude de Bonnet). Il n'y a pas de choc rotulien, et il existe des points douloureux très nets au niveau des insersions des ligaments latéraux et au niveau du tubercule de Gerdy. De plus, s'il y a arrachement des ligaments la radiographie ne manquera pas de nous le montrer. Ces signes manquent dans les arthropathies hémophiliques.

C) Le sang peut aussi venir *d'une fracture osseuse.* Dans ce cas, à la palpation on sentira le trait de fracture la crépitation osseuse, et la mobilité anormale. L'impotance fonctionnelle est complète. La radiographie viendra contrôler la cessation de continuité de l'os.

D) *Les fractures de la rotule* peuvent à leur tour en imposer pour des arthropathies hémophiliques. Si elles sont incomplètes le diagnostic sera plus difficile car le périoste est intact. Si elles sont complètes on trouvera deux fragments, un supérieur, l'autre inférieur, séparés par un espace plus ou moins grand et visible à la radiographie. L'épanchement intra-articulaire est très abondant, la douleur très forte et l'impotence fonctionnelle absolue. De plus des ecchymoses apparaissent le plus souvent et peuvent même remonter très haut sur le long de la cuisse.

S'il n'y a pas de traumatisme il faut penser :

1° *Au rhumatisme articulaire aigu*. On a alors un état général plus grave. La température est très élevée, la peau est rouge et il y a une faible quantité de liquide dans l'articulation. De plus le rhumatisme est rarement mono-articulaire.

2° *Au rhumatisme blennorragique* : surtout si le sujet a atteint la puberté ou si l'arthrite survient après une vulvo-vaginite ou une ophtalmie. L'interrogatoire du sujet et l'examen des organes génitaux urinaires donnera souvent d'excellents renseignements.

3° *A l'osteo-myélite aiguë étendue à l'articulation*. Ici l'état général est beaucoup plus grave, on a de suite une température élevée de 39° à 40° accompagnée de délire et d'abattement. La douleur est « excruriante ».

Il se forme au niveau du bulbe de l'os un empatement des parties molles qui se traduira par une ombre à la radiographie.

4° Aux arthropathies nerveuses au début.

a) *A celles du tabes* qui s'annoncent souvent par des douleurs fulgurantes, et rapidement apparaissent des varicositées bleuâtres sur les parties molles de l'articulation. Le gonflement se produit très vite. Il est considérable et indolore. Il y a de plus un œdème très dur. (Pseudo-éléphantiasique.)

b) *A celles de la syringo-myélie*, mais elles affectent particulièrement les membres supérieurs et on trouvera la dissociation syringomyélique.

A la deuxième période les arthropathies hémophiliques présentent comme symptômes : un gonflement articulaire considérable et une impotence fonctionnelle complète. Les culs de sac sont tendus et douloureux. Cette douleur est constante et s'irradie parfois le long du trajet des nerfs. On peut également trouver de l'atrophie musculaire et de l'anesthésie le long des nerfs comprimés. On peut alors les confondre :

1° *Avec une arthrite syphilitique.* Dans ce cas le malade avouera ses antécédents spécifiques. On trouvera à la palpaiton de l'article, un épaississement spécial de la synoviale qui donne l'impression d'une plaque dure et élastique comme une sorte de « blindage » (Thèse Donmartin, Paris 1902). De plus, on peut faire la réaction de Wassermann. Enfin, dans le doute on instituera le traitement d'épreuve de la syphilis.

2° *Avec une tumeur blanche*. C'est l'erreur la plus commune à cette période. L'injection de tuberculine de Koch, ni la cuti réaction ne sont à conseiller à cause des hémorragies incoercibles qui peuvent en résulter. Il vaudra mieux pour faire le diagnostic différentiel se baser comme le conseille Kœnig : sur (a) les antécédents hémophiliques héréditaires et personnels ; (b) l'âge et le sexe ; (c) l'indolence de l'évolution (ce signe manque souvent) ; (d) déformations caractéristiques ; (e) existence de contractures au nieau d'autres jointures anciennement malades ; (f) absence d'abcès, de fistule ; (g) absence d'adénopathies. Ce signe n'est pas toujours très probant ; en effet, chez le petit malade qui nous intéresse il y avait des ganglions cruraux des deux côtés. Ici la radiographie sera indispensable car dans le cas de tuberculose nous verrons et des tubercules osseux et des lésions de carie que ne donneront pas les arthropathies hémophiliques.

Enfin, *dans la troisième période*, celle de l'*hémarthrite chronique récidivante*, elle présente des caractères spéciaux qui permettront de la reconnaître assez facilement. Ces signes principaux sont :

Sa réapparition à intervalles à peu près fixes (tous les mois ou tous les ans). Sa localisation sur la même articulation, un empâtement persistant des culs-de-sac, des craquements, la limitation des mouvements, l'atrophie musculaire et enfin, très rarement, comme nous l'avons fait remarquer dans le chapitre des symptômes : l'ankylose. Ici, on peut les confondre en cas de *membre ballant*, avec les athropathies nerveuses : 1° avec celles des tabes à une époque avancée. Dans ce cas un examen sérieux du malade, la réaction de Wassermann et la radiographie nous donneront de précieux renseignements. En dehors de la fonte des épiphyses on peut trouver dans les ligaments, dans les tendons et les parties molles péri-articulaires des stalactites osseux qui seront visibles sur la plaque radiographique. Aux genoux, dans les épanchements à répétition on trouvera des lésions, des ménisques ; 2° à celles de la syringomyélie. Mais alors le malade présentera les signes caractéristiques de la maladie.

Au contraire, s'il y a ankylose on peut les confondre : 1° Avec *une tumeur blanche avancée*. On se renseignera sur les antécédents du malade. Ici, la radiographie rendra de précieux services, car elle nous montrera des lésions osseuses, des abcès ossifluants ou arthrifluants ; 2° avec *une ankylose blennoragique*, l'interrogatoire soigné du malade, l'examen des organes génitaux urinaires nous renseigneront à ce sujet.

Enfin, il ne faut pas oublier de faire l'examen du sang. Tous les auteurs ont constaté :

1° Un retard de la coagulation plus ou moins marqué ;

2° L'état spécial du caillot. Séparé en deux parties, une inférieure cruorique, une supérieure blanche ;

3° Les éléments figurés ne présentent pas d'altération

bien caractéristique. Hayem a vu que les hématies offrent les mêmes caractères que dans les anémies post-hémorragiques et a compté beaucoup d'hématoblastes. Mais ce signe se trouve dans les sangs en état de réparation.

4° Le coagulum est ferme et élastique. Donc, tous ces signes nous permettront de reconnaître la nature hémophilique de certaines arthropathies et comme le fait remarquer très justement M. le professeur Mériel dans son article paru dans *les Archives Médicales* de Toulouse, du 1er avril 1912, il faudra penser plus souvent à l'hémophilie dans le diagnostic des arthropathies.

TRAITEMENT

Nous allons envisager la question du traitement à un double point de vue : d'abord celui de la diathèse elle-même, ensuite celui des arthropathies à leurs différentes périodes.

Nous devons comprendre le traitement de la diathèse hémophilique pendant les accidents hémorragiques et en dehors des accidents. On a imaginé de nombreux moyens thérapeutiques pour remédier aux divers accidents hémorragiques chez les hémophiles.

Leur grande quantité témoigne de leur faible efficacité. Nous allons parler rapidement de chacun d'eux en particulier. Tout d'abord, on a essayé des injections d'adrénaline à un demi-milligramme, qui n'ont pas donné de grands résultats.

On a pensé ensuite au sérum gélatiné, mais M. Labbé n'en est pas très partisan, car il prétend que ces injections en dehors de ce quelles sont très douloureuses peuvent inoculer le tétanos.

Le traitement par l'opothérapie a été lui aussi essayé : on a d'abord employé l'extrait thyroïdien, qui ne s'est pas montré très efficace, puis l'extrait hépatique qui a eu quelque succès, mais seulement dans les cas où il y avait des lésions du foie.

Arthus et Pagès ont préconisé le chlorure de calcium, mais Shall et Labbé mettent en doute sa valeur thérapeutique.

Boggs Wright et Panamure ont préféré le lactate de calcium, qui est mieux toléré et plus efficace.

Sicard et Gutmann se sont servis du nucléinate de soude en injections intra-musculaires à la dose de o gr. 15. Ils ont obtenu un retour complet du sang à la normale et la prompte disparition des signes cliniques. Ces injections ont l'avantage de n'être pas douloureuses, mais en revanche elles peuvent quelquefois provoquer une légère élévation de la température. En 1898, Fry indique les bons résultats qu'il a obtenus avec le sérum de cheval en injections sous-cutanées.

Emile Weill a préconisé l'action des sérums antidiphtérique et antitétanique, soit en injections sous-cutanées de 20 à 30 c/c ou soit en injections intra-veineuses de 10 à 15 c/c seulement. Pour les enfants on réduit ces doses de moitié. Quelques années après, ce même auteur a préféré employer le sérum frais de cheval non préparé. Ces injections rendent normales la coagulation du sang, arrêtent et préviennent les hémorragies, avec une facilité plus grande chez les sporadiques que chez les familiaux.

Nolf, puis Nobécourt et Tixier, préfèrent à ces sérums la peptone de Wite

En voici la composition.

On fait à l'ébullition la solution suivante :

Peptone, 5 grammes.

Chlorure de sodium, o gr. 5o.

Eau distillée, 100 c/c.

On filtre à chaud et on stérilise à 120° pendant un quart d'heure. On injecte 10 c/c des solutions claires, les autres ne s'emploient pas à cause des hémorragies qu'elles peuvent provoquer. Elle rend la coagulation normale, n'épuise pas son action et ne donne pas d'anaphylaxie comme le sérum. Ces injections doivent se faire très lentement si on ne veut pas rendre le sérum incoagulable. En effet, en 1886, Schmidt et Mulheim constatèrent que, seules, les injections poussées rapidement diminuaient la coagulabilité du sérum chez le chien.

Nolf a pu injecter des doses considérables : 1 à 2 grammes par kilog. d'animal avec avantage, en injectant doucement, soit par la voie veineuse, soit par la voie sous-cutanée ou péritonéale. Cet auteur prétend que cette peptone exciterait la réaction des organes chargés de l'élaboration des albumines.

A ces nombreux traitements on peut joindre en dehors des accidents une médication générale reconstituante, qui s'est montrée très efficace dans le cas que nous publions. Parmi les agents thérapeutiques on peut employer l'arsenic, le fer, en même temps qu'une alimentation abondante, surtout en viande, œufs, légumes verts. Le séjour à la mer ou à la montagne peuvent, eux aussi, aider la régénération du sang.

Parmi les traitements locaux de l'arthropathie elle-même, il en est un qui a soulevé bien des discussions ; c'est le traitement chirurgical. Gayet le recommandait en particulier dans les cas de très gros épanchements. Kœnig l'a énergiquement combattu, car ce mode de traitement a coûté la vie à deux de ses malades. Il faut envisager cette question à deux points de vue, suivant qu'on a affaire à un sujet jeune ou à un sujet âgé.

Chez les jeunes sujets et le senfants en particulier, on pourra se servir de ce mode de traitement dans les cas où le conseille Gayet, mais il nous semble qu'il serait bon de faire précéder l'intervention chirurgicale d'une ou deux injections de sérum, antidiphtérique, par exemple. Dans le cas que nous publions, nous ferons remarquer que l'intervention fut pratiquée le lendemain d'une double injection de sérum antidiphtérique et qu'elle ne fut suivie d'aucun accident hémorragique.

Si le sujet a atteint l'âge adulte, c'est-à-dire 25 ans, on pourra, si on le juge nécessaire, intervenir, car c'est après cet âge que les accidents hémophiliques paraissent diminuer d'intensité.

Dans la période d'hémarthrose simple on immobilisera dans une gouttière le membre atteint en le plaçant en élévation et en comprimant légèrement l'articulation malade. La révulsion est contre indiquée, car elle peut provoquer des hémorragies incoercibles qui se sont terminées par la mort quelquefois, comme chez le malade de Poncet.

A la période d'hémarthrose grave douloureuse, l'immobilisation et la compression rendront aussi quelques services. On luttera contre la douleur par la morphine ou le pantopon en injections sous-cutanées. Par des antithermiques si la fièvre est trop élevée. Après la disparition des phénomènes aigus on permettra une prudente mobilisation afin de faire récupérer à l'article son jeu normal. S'il reste un peu d'atrophie musculaire et de l'anesthésie des nerfs de la région, on pourra essayer le masage ou mieux l'électrothérapie qui donne de bons résultats.

Nous ferons remarquer que Brocca ne conseille pas trop le massage, car s'il est mal fait, il peut provoquer de nouvelles hémorragies, soit sous-cutanées, soit intra-articulaires.

S'il s'agit d'une hémathrose chronique récidivante, au moment de chaque récidive on pourra se servir des procédés précédemment exposés. Lorsque les déformations seront constituées, on luttera diversement contre chaque manifestation, mais en se souvenant qu'on doit toujours attendre de préférence que le sujet ait atteint 25 ans, car c'est vers ce moment que les phénomènes graves de l'hémophilie commencent à s'atténuer. Si l'intervention est urgente et le sujet jeune on emploiera, comme nous l'avons dit plus haut, le sérum antidiphtérique avant l'intervention.

Si le membre se trouve ankylosé et qu'il soit en bonne position, l'intervention sera inutile. Si au con-

traire il est en position vicieuse, on pourra essayer
successivement : soit une réduction lente par le moyen
de l'extension continue, soit une réduction brusque
sous chloroforme, soit encore une réduction sanglante.

OBSERVATIONS

OBSERVATION PREMIERE

(Personnelle)

Service de M. le professeur MÉRIEL, salle Saint-Lazare.
(Communiquée à la « Société de Chirurgie de Toulouse »,
mars 1912, et publiée dans les « Archives Médicales de Toulouse », avril 1912.)

Garçon âgé de 5ans, pâle, maigre.

Antécédents héréditaires.

Antécédents personnels. — Néant. Pas de tare apparente.

Rentre le 17 février 1912, salle Saint-Lazare, lit n° 4
dans le serice de M. le professeur Mériel, avec le diagnostic d'arthrite traumatique du genou droit. Le traumatisme aurait été une chute légère. Le lendemain de
la chute, la région du genou se tuméfia puis devint
œdémateuse douloureuse emmenant une impotence
fonctionnelle presque complète, et le malade dut s'ali-
ter. Le médecin appelé par la famille fit faire de la
compression sur le genou, mais celui-ci restant gros et
douloureux le petit malade fut hospitalisé.

A ce moment le genou présentait une forme unifor-

mément globuleuse ; la jambe était en légère flexion
sur la cuisse, indiquant une subluxation très nette
dans le cul de sac sous-tricipital et deux petits ganglions cruraux à gauche et à droite.

Le choc rotulien n'existait pas. Pas de point douloureux, osseux très net, pas de chaleur spéciale de la région, pas de réseau veineux sous-cutané et pas de mouvement, anormaux de latéralité dans l'articulation.
Malgré la légère flexion du genou on ne sentait pas
de résistance inflexible au redressement. Vu l'état général du malade et ses divers signes cliniques, M. le
professeur Mériel posa le diagnostic de tumeur blanche, et décida de faire l'ignipuncture profonde de Ri-
chet.

Le 28 février, avant de commencer l'intervention, M.
Mériel, voulant connaître au juste le contenu de la
tuméfaction pratiqua une ponction sur le côté interne
de la cuisse en pleine masse fluctuante avec un fin trocart de Dieulafoy. A sa grande surprise il vit s'écouler
du sang rouge. En faisant varier la profondeur et la
direction du trocart c'était toujours du sang rouge qui
s'écoulait goutte à goutte. Le sang continuait à couler
en bavant après avoir retiré le trocart mais en plus
grande importance si on pressait sur la région trici-
pitale. La tuméfaction n'avait pas augmenté de volume du fait de la ponction, mais cette remarque ne
fut pas faite sur le moment. M. le professeur Mériel
pratiqua tout de même l'ignipuncture profonde et il
n'y eut pas d'écoulement de sang. La subluxation fut

réduite le plus possible et sans difficulté, ainsi que l'angulation du genou.

Le membre fut fixé en bonne attitude dans un appareil plâtré.

Dès le soir de l'opération l'infirmier de la salle s'aperçut que l'appareil plâtré était maculé de deux taches sanglantes. Le lendemain à la visite, ces taches avaient l'étendue de la paume de la main ; en même temps l'enfant avait pâli et avait été agité toute la nuit. M. le professeur Mériel fit immédiatement enlever l'appareil plâtré, et vit que par l'orifice du trocart le sang continuait à s'écouler en bavant. Il fut appliqué un pansement compressif sur ce point et ordonné une potion hémostatique.

Le lendemain l'hémorragie s'était reproduite avec plus d'abondance puisque le drap portait de larges taches de sang. Dans la journée, malgré un nouveau pansement compressif, le saignement persista et l'interne de garde après avoir essayé l'action de l'ergotine en piqûre, fit une injection de sérum antidiphtérique.

Dans la nuit, l'enfant ayant eu une sorte de syncope l'interne de garde M. Roques, fit une nouvelle injection de sérum antidiphtérique, de sérum artificiel et de caféine.

Le lendemain matin l'enfant se trouvait dans un état inquiétant ; il avait une pâleur saisissante, les conjonctives décolorées, la température générale abaissée, le pouls très rapide, et de plus son pansement était toujours largement maculé de sang. Devant tous ces phénomènes alarmants, M. le professeur Mériel fit une intervention exploratrice. Il incisa largement sur le trajet de la ponction faite la veille. Les divers plans écartés et examinés avec soin ne montraient que de l'infiltration hématique, mais aucun point saignant. Arrivé jusqu'à la poche sous-tricipitale, il constata qu'elle était largement épaissi et brunâtre avec des caillots en assez grande abondance mous et diffluants. La poche fut nettoyée avec une compresse, et on remarqua qu'elle ne communiquait pas avec l'interligne articulaire. Il fut même fait un lavage à l'eau oxygénée pour enlever les derniers caillots. Une fois la poche lavée M. le professeur Mériel ne put y découvrir aucun point saignant. Cependant il bourra de gaze la cavité et referma la plaie par un seul plan de sutures aux agraffes Michel. Il laissa également un petit orifice inférieur pour la sortie de la mèche de gaze, faisant office de drain.

Ni le soir, ni le lendemain l'hémorragie ne se reproduisit. La mèche de gaze fut extraite le 4 mars, la compression fut continuée et les points enlevés au huitième jour sans nouvel incident. On fit aussi subir au petit malade dans l'intervalle un traitement général capable de lui relever ses forces, qui se montra du reste rapidement efficace.

Ces incidents insitèrent M. le professeur Mériel à étudier de plus près les antécédents du petit malade, et ce ne fut qu'alors qu'il apprit par la famille que celui-ci était jadis sujet aux épistaxis et que son père, mais surtout son oncle paternel avaient fréquemment des ecchymoses sous-cutanées spontanées et peut-être purpuriques. A la suite d'une piqûre d'une petite plaie des téguments cet oncle faisait un hématome. C'est alors seulement que l'idée d'un état hémophilique héréditaire s'imposa et M. Mériel pria M. Nanta de vouloir bien faire dans le laboratoire de M. le professeur Herrmann l'examen du sang de ce malade.

Voici ce qu'on trouva :

1° Globules rouges, 2,500,000.

Quelques globules rouges nuclées très rares.

Polychromatophilie légère.

Résistance globulaire normale.

Hémolyse débutant à 0,40, o 0,38.

Peu d'hématies granuleuses.

2° Globules blancs	7.000
Polynucléaires neutrophiles	34
Polynucléaires eosinophiles	5
Petits lymphocytes	23
Grands mononucléaires	18
Moyens mononucléaires	22

Donc mononucléose marquée.

3° Coagulation. Au bout d'une heure les globules rouges sont déposés et il n'y a pas encore de coagulation, ce retard dans la coagulation est d'autant plus anormal que l'anémie est très marquée.

M. le professeur Mériel fit faire aussi la radiographie de cette articulation du genou et sur le cliché comme sur l'épreuve on put voir : les surfaces osseuses né présentaient aucune des lésions caractéristiques soit de la tuberculose soit des osteosarcome débutant. A peine

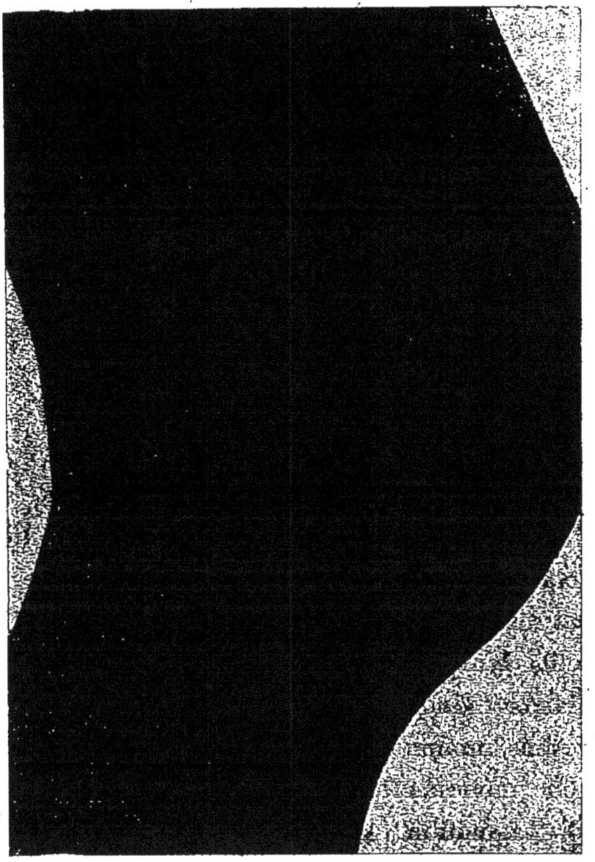

RADIOGRAPHIE DE L'ARTRROPATHIE HÉMOPHILIQUE DU PETIT
MALADE DE L'OBSERVATION CI-CONTRE
(Laboratoire de M. le Dr Marie.)

observa-t-on sur le rebord inférieur du condyle fémoral une sorte d'esquille due peut-être au traumatisme du genou. Donc les surfaces osseuses étaient intactes.

Ce ne fut qu'après toutes ces données que le diagnostic d'arthropathie hémophilique fut porté.

OBSERVATION II

(Résumée)

JALAGUIER, in Hayen : du sang p. 1001

A. J..., âgé de 14 ans, cordonnier, entré le 24 janvier 1889, salle Denonvilliers, lit n° 46, à l'hôpital Trousseau.

Mère morte de la poitrine.

Gourme dans le jeune âge, épistaxis répétées et abondantes et hématuries depuis 1887.

Il a présenté à diverses reprises des hémarthroses spontanées du coude, de l'épaule et du genou.

Le 18 janvier 1889 se produit un nouvel épanchement de sang dans un des genoux. L'enfant entre à l'hôpital le 24 janvier. On ponctionne l'articulation malade avec l'aspirateur de Dieulafoy et on retire 60 grammes de sang mou et visqueux. On immobilise le genou dans un appareil plâtré.

Le 11 février on constate l'existence d'une hémorragie qui s'est faite spontanément au milieu du creux poplité. On enlève les caillots et on applique un pansement antiseptique, la plaie se cicatrise assez rapidement , les hémarthroses se résorbent. Pas d'hémorragies depuis cette époque.

Résultat mécanique de l'examen du sang :

N. : 2.064.000.

B. : 3.100.

G. : 0,76.

R. : 2.000.000.

Examen du sang pur. — Piles bien formées assez volumineuses, très peu de globules blancs. Amas d'hématoblastes peu nombreux et très petits. Au bout de 20 minutes on voit partir de ces amas quelques fibrilles de fibrine. Pas de réticulum fibrineux vrai.

Examen du sang sec. — Les globules rouges sont inégaux, assez grand nombre de globules déformés, pas de globules rouges à noyau.

Examen du caillot. — Le sang recueilli à 2 h. 15 m. du soir à la température de la chambre reste fluide jusqu'à 5 h. 15 m. environ. Une fois le caillot formé, il se compose de deux parties, l'une inférieure colorée en rouge par les hématies qui se sont déposées au fond de l'éprouvette, l'autre supérieure d'un blanc jaunâtre, qui s'est rétracté et présente un diamètre très inférieur à celui de la couche sous-jacente.

OBSERVATION III

(Résumée)

GAYET, « Gaz. hebd. » 1895, p. 258.

Jeune homme de 16 ans. Pas d'antécédents héréditaires.

Antécédents personnels, épistaxis incoercible dans

l'enfance, ecchymoses à la moindre pression sur la peau.

Depuis 18 mois il éprouve des douleurs articulaires répétées, qui font penser à du rhumatisme. Il présente une tuméfaction douloureuse de ses deux coudes. L'empâtement siège surtout à la face inférieure de l'article.

Quelques jours après son entrée au service, le malade présente une poussée articulaire au genou :

1° Le genou est le siège d'un épanchement assez notable ;

2° Il y a une tumeur occupant à peu près toute la hauteur de la cuisse, la peau a sa coloration normale.

On pense alors à un abcès d'origine osteomyélitique ou à un abcès froid. Le professeur Picqué fait une large incision à la partie externe de la cuisse, d'où il sort une grande quantité de caillots. La poche est vidée et bourrée de gaze aseptique. On fait un pansement compressif qu'on laisse pendant deux jours, au bout desquels il est taché de sang. Le second jour on enlève le pansement. Le fond de la plaie est de nouveau bourrée de caillots. Le lendemain, le suintement est plus considérable. Le malade est décoloré. Son pouls est très rapide et très petit ; il a des lipothymies et des vomissements. Le pansement est refait et on administre 4 grammes d'ergotine en potion ; on lui fait également une injection intra-veineuse de sérum artificiel. Les jours suivants l'hémorragie s'arrête, le malade est aussi soumis à un régime tonique ; il se remonte vite. Pas de température anormale. L'hématome mit longtemps à se résoudre, il disparut sans qu'on fût obligé de l'évacuer.

OBSERVATION IV
GAYET « Loco citato ».

M... (Pierre), âgé de 9 ans, né à Avèze (Rhône), entre le 22 septembre 1894 à l'Hospice de l'Antiquaille, salle Saint-Mathieu.

Père bien portant, mère cardiaque, sœur bien portante. Personnellement ni affection pulmonaire, ni affection nerveuse. Depuis sa naissance hémophilie qui paraît diminuer ces dernières années. Epitaxis longues et répétées, hémorragies abondantes pour la moindre lésion cutanée. Les ecchymoses sont toujours très considérables, noires et lentes à guérir.

Il y a environ trois mois chute sur le genou droit ; l'articulation enfle le lendemain ; douleurs à la pression. Au bout de huit jours l'enflure disparaît. Il y a deux mois, nouvelle chute à la suite de laquelle le genou grossit, devient douloureux, la jambe entière enfle aussi. Douleurs violentes, la jambe est en flexion à 25 degrés eniron. Au bout de quinze jours la douleur et l'enflure disparaissent mais la flexion de la jambe persiste ainsi qu'une grosseur mal limitée à la partie interne du genou.

A l'entrée la jambe n'est pas enflée le genou est un peu gros, il y a de l'empatement sur les côtés des ligaments rotuliens. La jambe est en légère flexion sur la cuisse. Il existe un point nettement douloureux en arrière dans le creux poplité ; l'aspect général est celui d'une tumeur blanche à forme d'hydrops-tuberculosus très étendus. L'enfant boite un peu depuis le début des accidents. Pendant la nuit qui a suivi l'entrée la jambe a commencée à enfler. Le lendemain l'aspect avait totalement changé. La jambe était enflée, la peau tendue, lisse ; réseaux veineux sous-cutanés très apparents au genou. Douleurs à la pression sur le long du tibia. On pense un phlegmon difus de la jambe. On immobilise le membre dans une gouttière plâtére.

Le 27 septembre l'enflure a encore augmenté mais à la partie postérieure on trouve une coloration nettement ecchymotique jaunâtre, violacée par endroits, avec phlyctène à la partie externe. Ces signes et les renseignements fournis par la mère permettent de poser le diagnostic d'hématome chez un hémophile.

Le 15 octobre, on pratique une incision. Il sort une sérosité sanguinolente épaisse semblable aux épanchements décrits par Morel-Lavalée. En outre le doigt permet de reconnaître de très gros caillots dont le poids total atteint 250 grammes. On retire ces caillots et on referme la plaie. Tamponnement à la gaze iodoformée.

Le 28 janier 1895, le malade a encore un peu de flexion de la jambe qu'il ne peut étendre complètement. Il marche assez difficilement par suite de la raideur articulaire du genou et du cou du pied.

L'hématome est complètement guéri.

OBSERVATION V

De Hugues, in mémoire de Lébert 1832

Le docteur Hugues eut l'occasion de voir un enfant de 10 à 12 ans, qu'il jugea atteint de rhumatisme ; ce jugement fut mis en doute par une dame âgée appartenant à la même famille et qui connaissait toutes les circonstances antécédentes de ce cas.

Par des informations ultérieures, il s'assura que c'était un cas d'hérédité, le rhumatisme étant la suite d'une hémorragie à laquelle l'enfant était sujet dès son jeune âge. Ayant appris que cette affection était commune à tous les membres de cette famille, il fit des recherches à ce sujet et obtint les détails suivants :

1° Les individus mâles de cette famille étaient sujets à des crachements et à des vomissements de sang, à des selles sanglantes, à l'hématurie, à des épistaxis, à des extravasations dans les tissus des muscles et des téguments, dans tous les points du corps, mais particulièrement aux membres, produisant des taches foncées et du gonflement, et s'accompagnant souvent au bout de quelques jours de douleurs obtuses et de raideurs. A des hémorragies abondantes et opiniâtres à l'occasion des incisions les plus légères en quelques parties du corps que ce fût ;

2° L'hémorragie ne se manifestait jamais seule, mais s'accompagnait constamment d'un rhumatisme plus ou moins étendu ;

3° Les entorses et les contusions les plus légères ont toujours été suivies de rhumatismes dans la partie ;

4° Le plus grand nombre des hommes qui sont parvenus à un âge avancé ont été presque rendus impotents par le rhumatisme ;

5° Aux approches de la vieillesse la tendance aux hémorragies diminuait ;

6° Des deux affections, l'hémorragie et le rhumatisme, la première avait toujours précédé l'autre.

OBSERVATION VI

(Résumée)

KIRMISSON, in Hayen, du Sang, p. 1002.

Le nommé Delah... (Léon), âgé de 29 ans, jardinier, entre le 4 décembre 1888, salle Saint-Landry, lit n° 9, à l'Hôtel-Dieu.

Antécédents héréditaires. — Grand'mère maternelle morte d'un cancer à l'estomac. Grand'mère paternelle morte d'un anévrysme. Père mort accidentellement, était sujet aux épistaxis. Autres antécédents héréditaires insignifiants.

Antécédents personnels. — Sujet depuis l'âge de 3 ans à des attaques de rhumatisme généralisées. Rougeole et fièvre typhoïde dans l'enfance ; a toujours été sujet aux épistaxis. A 10 ans, hémorragie abondante à la suite d'une avulsion dentaire. A uriné du sang vers cette époque. A presque toujours été traité pour son hémophilie.

En 1855, sans cause appréciable, épanchement sanguin dans le mollet, pour lequel il garde deux mois
le lit. Lorsqu'il se leva, la marche était très difficile.
Peu après une rétraction du triceps sural se produisit
entraînant la formation d'un pied bot equin. C'est
cette affection qui amena le malade dans notre service.
M. Kirmisson lui fit une ténotomie du tendon d'Achille,
suivie de l'immobilisation dans une gouttière plâtrée.
Celle-ci produisit près de la plaie opératoire une légère compression. Comme le malade s'en plaignait,
on enleva de suite le plâtre ; cependant une phlyctène apparut au point et bientôt une escharre lui suc-
céda. La chute de celle-ci fut cause d'une violente hémorragie. Une escharre se produisit sur le cou du pied
en décembre 1888. Elle entraîna un phlegmon diffus
du mollet. En 1889, ces hémorragies ont anémié le
malade. Pouls petit, souffles anémiques. On fait des
injections sous-cutanées de chlorure de sodium ;
l'état général se remonte, les hémorragies diminuent
et le phlegmon se répare.

Examen du sang. — Globules rouges : ont volume
normal, pas de réticulum fibrineux visible.

Retard de la coagulation, 11 heures et demie. Sépa-
ration en deux parties , inférieure rouge, supérieure
laiteuse.

OBSERVATION VII

(Résumée)

Sabrazès et Cabannes, « Gaz. Hebd. des sciences Méd. » Bordeaux
16 et 23 octobre 1898.

X..., âgé de 35 ans.

Antécédents héréditaires. — Père rhumatisant et
non hémophile. Mère bien portante et dont les moindres coupures saignent assez abondamment. Ses
grands parents étaient sains. Frère en bonne santé.

Antécédents personnels. — A 7 ans et à 10 ans, hémorragie provoquée par une morsure de la langue et
résistant 15 jours à une quantité de moyens hémostatiques. Hémorragie au moindre traumatisme.

A 3o ans, douleurs articulaires du genou droit qui
sont traitées par des pointes de feu ; il se produit des
escharres dont une est enlevée avec les doigts et une
hémorragie se produit quelques jours après à cet endroit. Le thermo-cautère seul parvient à l'arrêter.

Depuis sa plus tendre enfance (4 et 5 ans) il présente
des poussées articulaires survenant tous les deux mois
environ. D'abord aux articulations tibio-tarsiennes,
puis à d'autres jointures. Le liquide qui apparaît très
rapidement dans l'articulation disparaît aussi très vite.
En dehors de toute poussée un épanchement se montre
dans l'articulation tibio-tarsienne lorsque le malade
quitte les bottines pour porter des souliers plats. Ces

accidents articulaires qui existent toujours avec des alternatives d'aggravation et d'atténuation ne sont guère amendées par l'emploi du salicylate de soude. Il existe un certain degré d'atrophie musculaire, à la cuisse gauche dont la circonférence est de 148 centimètres et demi, tandis qu'à droite elle est de 49 centimètres et demi.

Les articulations des phalanges, du coude, de l'épaule sont le siège de craquements fins avec un certain degré d'ankylose ; celle-ci est assez marquée aux genoux particulièrement à gauche pour empêcher la flexion de la jambe sur la cuisse de dépasser l'angle droit.

Du côté du cœur palpitations fréquentes tachychardie, dyspnée d'effort.

Examen du sang :

Globules rouges............... 3.348.000 pm. mc.

Richesse globulaire.......... 2.216.056

Valeur globulaire............. 060

Globules blancs.............. 3.444

Coagulation retard de 7 à 8 heures.

Plusieurs radiographies ont été faites.

Voici leur résultat :

A l'examen des articulations des mains, des poignets, des coudes, au niveau desquels existent dans les mouvements des craquements ou des froissements on ne remarque aucune modification dans le volume ni dans la forme des extrémités osseuses.

L'articulation du genou gauche, atteinte de semi-ankylose fibreuse, a été radiographié de profil. Si on com-

pare les épreuves obtenues à celles des genoux sains,
on fait les constatations suivantes :

Les extrémités osseuses sont indemnes.

Dans l'espace quadrangulaire formé par la rotule,
la courbure condylienne, les plateaux du tibia, et le
ligament rotulien (le genou étant dans la demi flexion)
espace qui à l'état normal a une teinte uniformément
transparente, on trouve une *ombre comblant la région
comprise entre la rotule, les condyles et les plateaux
du tibia*, sur lesquels elle s'arrête au niveau de l'épine
prétibiale. *Cette ombre se fonce dans l'angle rotulo-
condylien.* Elle forme ensuite une bande noire qui accompagne sur une étendue de 2 cent et demi la courbe
condylienne à laquelle elle est restée accollée, cette ombre plus noire, située à la partie postero-supérieure de
la vaste pénombre sus-décrite est indépendante du condyle dont les contours osseux se détachent très nettement.

A son niveau existent deux petits ilots plus foncés.
L'interligne articulaire n'est pas plus marquée que nor-
malement.

OBSERVATION VIII

(Résumée)

Thèse de Niort, service du prof. LE DENTU, Hôpital Necker

Edouard L..., 33 ans, entre à l'hôpital Necker, salle
Malgaigne, lit n° 17, dans le service du professeur L^
Dentu, pour une augmentation de volume du genou
gauche gênant la marche.

Antécédents héréditaires. — Père bien portant. Mère morte d'hémorragie cérébrale. Sœur ayant présenté des fréquentes épistaxis.

Antécédents personnels. — Rien d'intéressant au point de vue hémophilique.

Il y a six ans, le malade reçut un coup sur le genou gauche, au-dessus de la rotule.

Au bout de cinq minutes, le genou gonfla, devint douloureux et le malade entra à l'hôpital Laënnec, dans le service de M. Nicaise. On lui fit une ponction qui évacua une certaine quantité de sang pur. Quelques mois après, le malade sortait, mais en appuyant difficilement le membre gauche.

Quatre ans après, le malade voit son genou augmenter peu à peu de volume, sans qu'il se soit produit le moindre traumatisme. C'est alors qu'il est hospitalisé à Necker.

On fit une arthrotomie externe qui donna issue à une assez grande quantité de sang liquide coagulé. Le malade sort guéri le vingt-deuxième jour après l'opération. Il marche bien et ne souffre pas.

Cinq mois après, le gonflement réapparaît sans douleur et empêche la marche ; il rentre de nouveau à Necker. Le genou est volumineux, globuleux, très distendu ; la rotule est soulevée, mais il n'y a pas de choc rotulien. La palpation n'est pas douloureuse et l'impotence fonctionnelle est presque complète. La jambe est légèrement fléchie sur la cuisse et l'extension complète en est impossible. On trouve, en outre, des mouvements anormaux de latéralité qui rendent bien compte de la facilité avec laquelle le « genou tourne pendant la marche », suivant l'expression du malade.

Le professeur Le Dentu porte le diagnostic d'hémarthrose spontanée et décide l'intervention sanglante.

Le 18 mars, sous anesthésie générale, il pratique de chaque côté du genou deux incisions verticales de quatre travers de doigt, d'où il s'échappe une grande quantité de liquide rouge foncé, sanglant. Il n'y a pas de gros caillots. La synoviale est épaissie, boursoufflée et de coloration violacée, cependant elle est partout lisse et d'aspect velouté.

Il excise de chaque côté un morceau de la synoviale qui est devenue trop large.

On suture avec du catgut la synoviale et au crin de Florence les téguments.

La cicatrisation se fait par première intension. A sa sortie de l'hôpital le malade présente de la claudication et deux mois après peut reprendre son travail.

OBSERVATION IX
(Résumée)

LAUNAY, thèse, Paris 1899.

B..., (Frédéric), garçon de café, 20 ans, entre à la Piété le 1er octobre 1899, dans le service du professeur Picquet.

Rien de particulier dans ses antécédents héréditaires.

A l'âge de 7 ans, a eu des epistaxis qui se prolon-
geaient pendant 10 à 15 jours. A 10 ans, coupure au
doigt qui provoqua une hémorragie durant une semaine.

A 3 ans, a eu la cheville droite cassée, la jambe entière fut gonflée.

Depuis l'âge de 5 ans, le malade a eu 23 arthropathies du cou de pied, les deux jointures ont été prises
à pe uprès avec la même fréquence. De plus pendant
trois fois il a présenté des arthropathies des genoux.
Son genou grossissait et la cuisse correspondante était
le siège en même temps d'une tuméfaction considérable.

A son entrée à l'hôpital à la suite d'une grande fatigue il a ressenti dans le genou droit une grande douleur qui l'a forcé à se reposer. Le lendemain le genou
et la cuisse droite était gonflée énormément. Puis au
coude et autour des genoux se montrent des ecchymoses diffuses. Peu à peu la douleur et le gonflement diminuent dans les régions articulaires malades, et au
bout de 15 jours il ne reste plus qu'une limitation assez marquée mais non douloudeuse des mouvements
de la jointure.

Enfin, un matin le malade était presque guéri de toutes ses articulations quant on le trouva étendu sur le
dos avec de vives souffrances dans la région ilio-fémo-
rale et dans l'attitude classique d'une psoite aigu
(flexion, abduction et rotation en dehors de la cuisse).

Toute la fosse iliaque est le siège d'un empatement

dur, diffus et très douloureux formant plastron. C'était une hématome diffus produit brusquement dans la gaîne du psoas.

L'examen du sang a donné :

Globules rouges, 3o.ooo

Globules blancs, 4.2oo

A la température de 15° et après 2 heures le sang n'est pas encore coagulé, le lendemain on a un caillot avec une couanne à la partie supérieure.

OBSERVATION X

Service de Blache à Cochin (Tardieu)
(Thèse DONMARTIN, Paris 1902).

Pierre-Léonard, âgé de 33 ans, journalier, pour lequel pendant 10 ans on a fait successivement les diagnostics suivants :

Rhumatisme, sept fois.

Arthrite hydaryhrose, inflammation, phlegmasie, engorgement du genou, cinq fois .

Maladie du cœur, trois fois.

Maladie des vaisseaux, artérite, deux fois.

Hémorragie, deux fois.

Contusions ecchymoses, trois fois.

Purpura, affections scorbutiques, trois fois.

Hémorragies constitutionnelles, trois fois.

Mématélinose, trois fois.

Le sang 6 heures après une saignée ne présentait pas de coagulation.

OBSERVATION XI

Osborne de Dublin, 1835. Rapp. par Lebert, thèse Donmartın,
P aris, 1902.

John Gamble, âgé de 13 ans, est sujet à des épistaxis
alarmants par leur quantité fut affecté d'un rhumatisme de l'articulation scapulo-humérale. On prescri-
vit l'application de deux sangsues, l'hémorragie dura
trois jours quoiqu'on fit pour l'arrêter.

OBSERVATION XII

Osborne de Dublin, 1835. Rapp. par Lebert, thèse Donmartın,
P aris, 1902.

Un de ses frères, âgé de 9 ans, atteint d'une affection du genou fut traité par une application de ven-
touses scarrifiées qui fut suivie d'une hémorragie mor-
telle.

OBSERVATION XIII

F. Niosi, Pise, « Clinica chirurgica », t. XXXI, n°8, 31 août 1913
(Analysé dans « Journal de Chirurgie », t. II, n° 5, novem.
1913, p. 590, par P. Fredet.)

Jeune garçon âgé de 6 ans a été envoyé avec le diagnostic de tumeur blanche du genou. En réalité, le genou était tuméfié, volumineux, fléchi à 45° sur la
cuisse, légèrement douloureux à la pression au niveau
du condyle interne on constatait du ballottement rotu-

lien ; les mouvements actifs étaient impossibles, les mouvements passifs limités, mais il n'existait pas d'atrophie musculaire à la cuisse. La tension étant éveillée par l'allure anormale de cette pseudo-tumeur blanche. on décéla sans peine l'hémophilie chez le sujet et chez l'un de ses parents.

A plusieurs reprises, l'enfant avait présenté de sérieuses hémorragies à l'occasion de plaies superficielles insignifiantes ; le moindre choc provoquait des ecchymoses et même de véritables hématomes.

Plusieurs épistaxis avaient été si copieuses qu'on avait dû recourir au tamponnement des fosses nasales.

Enfin, la lésion du genou étant survenue brusquement à la suite d'une légère entorse articulaire, c'est-à-dire à la suite d'un traumatisme. A la lumière des faits anciens, le diagnostic s'imposait donc ; au point de vue thérapeutique, on s'est borné à immobiliser le membre et à exercer sur la jambe une traction continue avec des poids.

On obtint ainsi la guérison apparente. Mais deux mois plus tard survint une récidive sans cause appréciable. Le traitement qui avait réussi déjà fut repris et avec un succès complet.

OBSERVATION XIV

Sujet de 8 ans, frère du précédent

Il souffrait d'une arthropathie du coude, offrant quelques points de ressemblance avec une tumeur blanche. Mais l'enfant était lui aussi manifestement hémophile et avait subi plusieurs atteintes analogues aux articulations du cou de pied et des orteils.

L'arthropathie du coude guérie par le repos.

CONCLUSIONS

1° Les arthropaties hémophiliques se rencontrent surtout chez des sujets présentant un type moyen de la diathèse.

2° Leur étiologie ressortit de celle de la discrasie elle-même. On retrouve : l'influence de l'hérédité, une réceptivité plus grande chez les jeunes sujets, et les garçons en particulier. Elles sont plus souvent spontanées que provoquées, paraissent affectionner plus particulièrement les grandes articulations (genou, coude, cou du pied. etc.), et récidivent très souvent à des époques fixes aux mêmes articulations.

Après 25 ans, elles se font plus rares.

3° De nombreuses théories ont été émises pour les expliquer. On a incriminé successivement : une malformation congénitale des artères ; une paralysie du système nerveux vaso-moteur, et, enfin, un trouble dans la composition du sang (Hydrémie). On a ensuite constaté un retard très marqué de la coagulation. A la lumière des dernières données qu'on possède sur ce phénomène on en a conclu que ces hémorragies étaient : une insuffisance fonctionnelle du foie et des cellules à thrombozyme) plaquettes et erdothelium vasculaire). Des poussées de rhumatisme, ou une congestion, exagérée chez les hémophiles des cartilages articulaires, expliqueraient ces localisations articulaires.

4° D'ordinaire ces arthropathies regressent rapidement sans laisser des traces apparentes.

Toutefois elles peuvent se présenter sous quatre formes :

a) Hémarthrose simple ;
b)   —   bénigne douloureuse ;
c)   —   grave douloureuse ;
d) Hémarthose chronique récidivante.

On n'a pas constaté d'ankylose vraie venant compliquer cette dernière forme, malgré ce qu'ont pu en dire les auteurs.

5° On doit rechercher avec soin ces affections ; et il faut éviter de les confondre aux première et deuxieme périodes : avec les diverses affections donnant une augmentation brusque ou rapide du volume d'une articulation (hydarthrose, hémarthrose rhumatismale, articulaire, aiguë, blennorragique, etc.). Aux troisième et quatrième périodes avec les affections se traduisant par de l'arthrite chronique (tumeurs blanches, arthropat, syphilitiques, artropat. nerveuses, ect.).

Enfin, ne jamais manquer de faire l'examen du sang, l'étude de la coagulation et la radiographie.

6° On peut instituer un traitement médical et un traitement chirurgical.

. Le premier consiste en injections d'agents hémostatiques (adréaline, chlorure de calcium, nucléinate de soude, sérum de cheval frais, sérum antidiphtérique ou antitétanique, etc.), auquel on ajoute une alimentation reconstituante.

Le deuxième est assez dangereux et ne doit pas s'employer souvent. Il est cependant mieux toléré par des sujets ayant dépassé 25 ans. Chez des enfants, si on l'emploie, nous croyons qu'il est nécessaire de le faire suivre d'une ou deux injections de sérum, antidiphtérique par exemple (réduction sous chloroforme ou arthriotomie).

BIBLIOGRAPHIE

ALBUCASSIS. — *Liber théoricoe nec non praticoe*, trad.
   latine de Paul Ricius, Augsbourg, 1519 (cité
   par Grandidier).

BÉNÉDICTUS (A.). — *De omnium a vertice ad plantan
   morborum signis*, Padoue, 1539 (cité par Grandidier).

BOWLBY. — *Bartholom. Hosp.*, rep. 1890, et *Revue de
   Hayem*, 1891, p. 557.

DE BOVIS (R.). — *Semaine médicale*, 6 sept. 1905.

BROCA. — Hémarthrose du genou chez l'enfant,
   Presse méd., 1894, p. 557.

   — *Presse médicale*, 12 octobre, 1904.

CADET DE CASSICOURT. — *France méd.*, 1876.

CHAVERS et SPERONI. — *Semaine méd.*, 1904, p. 424.

CONSTANTIN (Paul). — Rhum. Hémorr. chez les Hémoph. (*Arch. Gén. de méd.*, 1864).

COURTIN. — *Gaz. Hebd. de Soc. méd.*, Bordeaux,
   1902, p. 486.

CRUET (P.). — *Presse médicale* (9 sept. 1908, pp. 578
   à 580).

DELBET et SCHWARTZ. — *Nouveau traité de chirurgie
   Le Dentu et Delbet*, t. I.

Dubois de Neufchatel. — Hémorraphilie, *Gaz. Méd.*, Paris, 1838, p. 43.

Donmartin. — Thèse de Paris, 1903.

Fabrice de Hilden. — 1783 (Cité par Dequevauviliers).

Fordyce. — *Fragmenta chirurgica*, Londres, 1784.

Fouchet. — *Journal des Praticiens* (mars 1912).

Fritz. — Hémophilie (*Archives médicales*, 1865).

Fry. — *Succesful. Treatmen ef hoemophilia by the injection of sérum*, Méd. rec., New-York, -898, t. IV, p. 131.

Gaye5. — Arthrop. et Hémothomes diffus cher Hémoph., *Gaz. hebd. de méd.*, Paris, 1895, t. XLII, pp. 258 à 261.

Gilbert et Lerreboulet. — Des hémorragies de l'ictère acholurique simple, *Soc. Méd. des Hôp.* 15 mars 1901.

— Note additionnelle sur la cholémie familiale à forme hémorr., *Soc. Méd. des Hôp.*, 27 déc. 1901.

Gilbert et Weimberg. — Traité du sang, 1913.

Giraudeau. — De l'hémophilie, Thèse de Paris, 1866.

Gocht. — *Arthrop. bei hémophilen, Arch. für klin. Chir.*, t. LIX, 1899, p. 482.

Grandidier de Cassel. — *Die Hémophilie Oder diebluterkraukleit*, Leipzig, 1855.

— *Die Hémophilie Oder diebluterkraukleit*, 2me édition, Leipzig, 1877.

Gutmann. — *Gaz. des Hôp.*, 23 mars 1912.

HAYEM. — Du sang et des altérations pathol., 1890.

— Leçons sur les modif. du sang, *Clin. des Hôp. Saint-Antoine*, Paris, 1900.

HOEBERDEN. — *Commentarien*, Londres, 1802 (p. 302, cité par W. Legg).

HIRSCH. — Thèse de Wutzbourg, 1895.

HOECHSTETTER. — Cité par Wirchow, 1764.

HUGUES. — *Revue Méd.*, Chicago, 1884, t. X, pp. 517 à 519.

KOENIG. — *Berl. Klin.*, Wosch, 1891, p. 974.

— *Sammlung Klin Vorlarge N.*, série n° 36, 1892.

KOLSTER. — De l'hémophilie chez la femme, *Finska*, XXXVII, pp. 111 à 145, 12 pl., 1895.

LABBE (M.). — L'hémophilie, Rapp au Congrès Méd., Paris, octobre 1907.

— *Revue de Méd.*, 1908, n° 2.

— *Soc. Méd. des Hôp.* (11 oct. 1910 et 8 fév. 1912).

LANSSEREAUX. — *Anat. Path.*, Paris, 1877, t. I, p. 565.

LAUNAY. — Thèse de Paris, 1899.

LEBERT. — Recherches sur les causes symptômes et traitement des hémorr. constitus., *Arch. Gén. de Méd.*, 1837, t. XV, p. 36.

LEGG (W.). — *P. Treatise ou Hémophilia*, Londres, 1872.

— *A second case hémophilia With examination of the tissues ad joints*, tr. Path. Londres, 1884 à 1885, XXXVII, pp. 488 à 491.

— *Hémophilia Syst. Méd.* (Albutt), N. Xor, à Londres, 1898, vv.548 à 555.

LENSBLE. — Contribution à l'état clinique du sang, Thèse de Paris, 1898.

LIGORIO. — Contribution à l'étude des arthrop. Hémoph., *Settimana Méd. dello spérimentalle*, 1898.

MANTEIFEL. — *Deutsche Méd. Woschenssehr*, Leipzig und Berlin, 1893, XIX, 665 à 667.

MAUCLAIRE. — Thèse de Paris, 1892.

— De quelques variétés rares d'hémarthrose, *Tribune Méd.*, 1894, p. 384.

— *Nouveau traité de Chirurgie Le Dentu et Delbet*, t. VII, p. 14.

Medicinischen Ephemeriden, 1793.

MÉRIEL. — Un cas d'arthropathie hémophilique, *Soc. de Chir. de Toulouse*, 18 mars 1912, et *Archiv. Méd. de Toulouse*, 1er avril 1912.

MEYNET. — Thèse de Lyon, 1896, Arthropathies hémophiliques.

NASSE (de Bonn). — Hémophilie, *Horn's Arch.*, 1820, p. 385.

NOBECOURT et TIXIER. — Un cas d'hémophilie, *Prov. Méd.*, 1899, p. 336.

NOL8. — Nature et trait, de l'hémoph., *Le Scalpel*, août 1908.

— Inject. sous-cutanée de Propet. dans traitement de l'hémoph., c. r. de *Soc. Méd. des Hôp.*, Paris, 18 nov. 1911.

NOLF et HERRY. — L'hémophilie (*Revue de Méd.*, 10 déc. 1909, 10 janv. et 10 fév. 1910).

NIORT. — Thèse de Paris, 1902.

NIOSI. — *Arthr. hémoph. clinica chirurgica*, t. XXI, n° 8, 31 août 1913, analysé dans *Journal de Chirurgie*, t. II, n° 5, p. 590, par P. Fredet.

OERTEL. — *Allgem Therap. der Kreisel*, 1891.

OLLIERS. — *Soc. de Chir.*, Lyon, 1899.

OSBORNE DE DUBLIN. — *Arch. Gén. de Méd.*, juillet 1835.

OTTO. — *New-York*, cité par Grandidier, 1803.

PERCY-KID. — *The Lancet*, 1900, t. II, p. 1273.

PJOLET. — Arthr. hémoph., *Gaz. des Hôp.*, Paris, 1902, LXXV, pp. 385 à 394.

PONCET. — Observ. d'émophilie, *Lyon Méd.*, 1871, t. VIII, p. 785.

POTAIN. — *France médicale*, 1879, publié par Homolle (parenté entre hémophilie et arthritisme).

RAVE. — 1798, cité par Grandidier.

ROSNER. — 1895, Thèse de Breslau.

SABRAZES et CABANNES. — Arthropathies des hémophiles, *Gaz. Hebd. des sciences méd.*, Bordeaux, 16 et 23 oct. 1898.

SAHLI. — *Uber des wessen der hémophilie deutch zeitsch fürklin woch*, t. LVI, p. 264, 1905.

SCHEF. — Gaz. Méd., Paris, 1855.

SENATOR. — *Berlin Klin Woch*, EFPE, t. XXVIII, pp. de 1 à 5.

SICARD et GUTTMANN. — Traitement par nucléinate de soude, c. r. de *Soc. Méd. des Hôp.*, 9 fév. 1812.

TARDIEU. — *Arch. Gén. de Méd.*, 1841, p. 185.

ThieBaud. — Thèse de Bordeaux, 1898 à 1899, n° 32.

Vieli. — *Journal de Méd. et de Chir. Prat.*, 1846 (voir aussi Grandidier, p. 52).

Weil (E.). — Des injec. de sérum sang. dans les états hémorrag. c. r. de la *Soc. des Hôp.*, 18 janv. 1907.

— Quelques remarques sur l'hémophilie, c. r. de la *Soc. des Hôp.*, 20 octobre 1910.

Wolf. — 1884, Diathèse hémorragique héréditaire, Thèse doct., Strasbourg, 1884.

www.ingramcontent.com/pod-product-compliance
Ingram Content Group UK Ltd.
Pitfield, Milton Keynes, MK11 3LW, UK
UKHW020026100726
13658UKWH00003B/1140